CHÁ VERMELHO DESINTOXICAÇÃO PARA PERDER PESO

RECEITA COMPROVADA PARA PERDER 10 LIBRAS

Agustin R. Ruiz

Tabela de Conteúdos

Introdução

O chá como você sabe é uma das bebidas mais populares do mundo, por seus extensos benefícios à saúde, por seus efeitos muito específicos que proporcionam, entre muitas outras virtudes.

Neste e-livro nós focalizaremos em como o chá, especificamente o chá vermelho, pode nos ajudar **perder rapidamente o peso**, e sim, nosso objetivo será perder 10 libras o mais cedo possível.

Sem mais delongas, vamos começar... em primeiro lugar, você deve saber quais são os **componentes naturais do chá**, que o ajudarão a perder peso.

Simplificando, os chás **são** naturalmente **ricos em antioxidantes e teína**, que são as principais características que o ajudarão a alcançar os seus objectivos. Aqui está um pequeno resumo do...

- **Antioxidantes:** São moléculas pequenas, que têm o objetivo de prevenir a oxidação de suas células, ou seja, **evitar o envelhecimento**, e isso é muito relevante quando se trata de perder peso, acredite em mim.

- **Teína: A fim de** não se aborrecer com definições desnecessárias, direi que a teína é muito semelhante à sua prima próxima, a cafeína, mas com a diferença de que **a teína é gradualmente absorvida durante mais tempo e favorece muito mais a queima de gordura corporal**, em comparação com a cafeína, que é um choque energético que acaba rapidamente.

Aqui estão os **melhores chás para perder peso.**

Quais são os melhores tipos de chá para perder peso?

A abundância de ervas e plantas a serem consumidas em infusão ou directamente, são tão abundantes que ainda hoje estão a descobrir os incríveis benefícios que trazem ao nosso corpo, e até novas plantas são descobertas todos os anos.

Assim aqui você tem, apenas para você, os melhores chás para alcançar seus objetivos de perder 10 libras ou mais rapidamente.

Começamos com o...

-Chá Verde

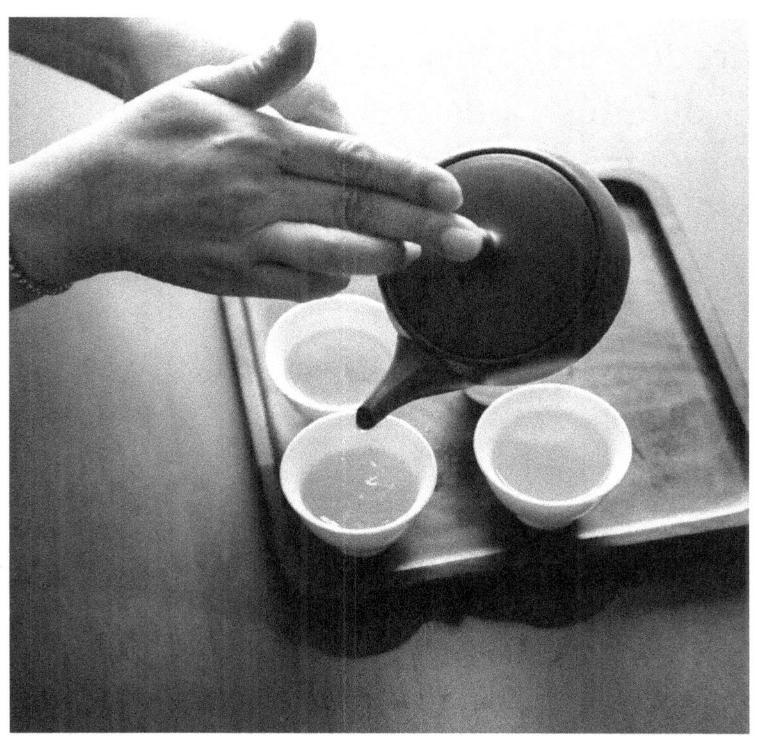

O que dizer-lhe que não sabe sobre o Chá Verde?.... os seus benefícios são incríveis, enche-o de vitalidade, cuida da sua pele, beneficia os seus intestinos e muito mais.

Nenhuma razão para não recomendar que você inclua esta bebida em sua dieta, você também pode encomendar em sua cafeteria de preferência.

Um dos seus poderosos e conhecidos

ingredientes intrínsecos do Chá Verde são
os polifenóis, que, tal como o Chá
Vermelho, ajudam a desintoxicar o seu
corpo.

- Chá Dente-de-leão

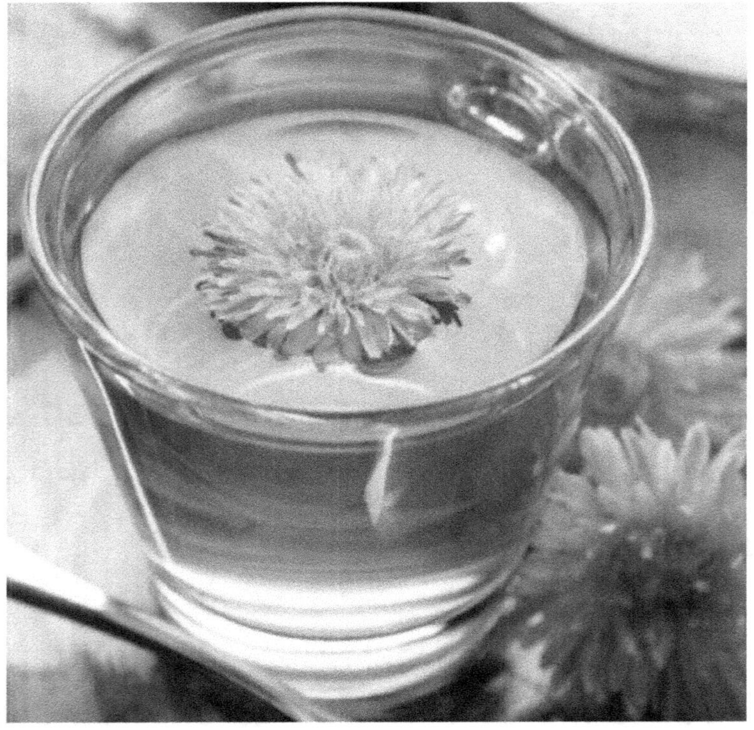

Talvez lhe pareça estranho beber um
Chá Dente-de-leão, não são para serem
dados, sim, mas também para serem

consumidos, porque....?

Pelas suas fascinantes virtudes anti-inflamatórias e pela grande quantidade de vitaminas e minerais que contém, como os minerais como o zinco, magnésio, ferro e potássio e as vitaminas A a D.

E, claro, uma grande infusão com benefícios desintoxicantes devido ao seu elevado teor de antioxidantes.

- Chá de cardo de leite

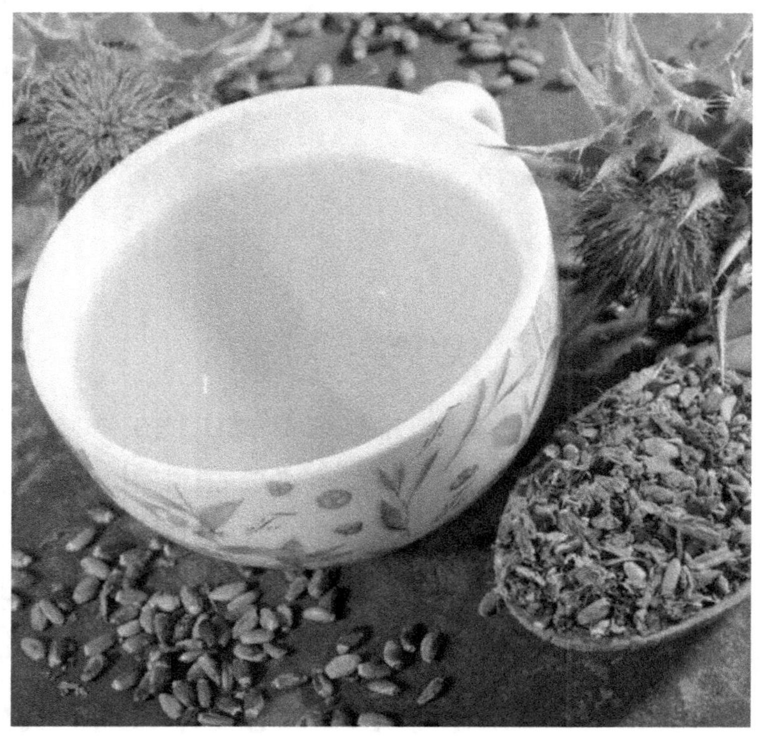

Sylmarin é o ingrediente activo deste "remédio" natural do Chá de **Cardo de Leite**, e é a combinação de vários flavonóides que são antioxidantes muito poderosos.

A principal virtude do Chá de Cardo de Leite, é reduzir o stress do fígado, através dos seus anti-inflamatórios naturais, que ajudam a reparar e proteger as células do fígado.

- Chá Vermelho

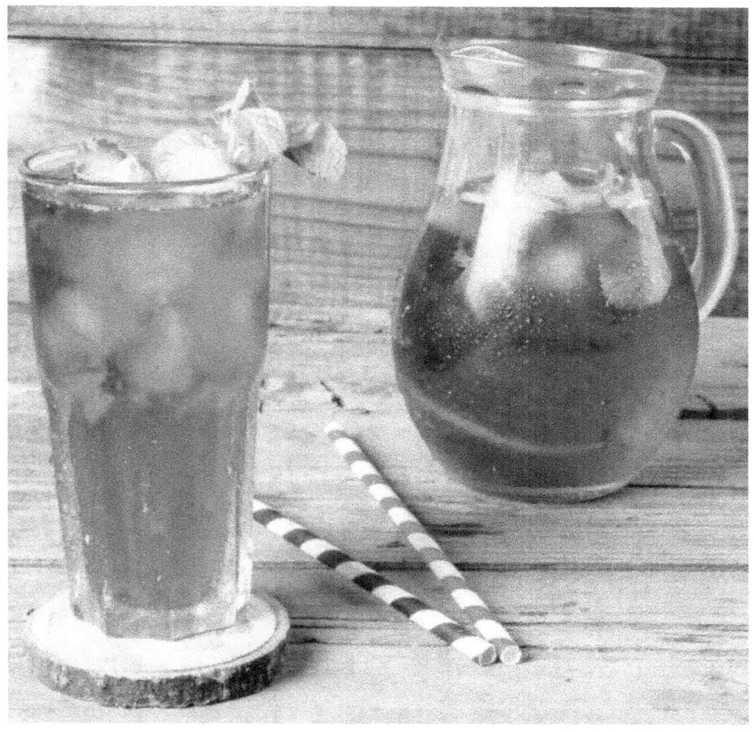

Os benefícios que estamos interessados em obter do chá vermelho são apenas uma parte desta infusão subestimada...

Cãibras no estômago, alergias, asma, insônia, eczema, pressão alta e dores de cabeça são algumas das doenças que poderiam ser tratadas e até mesmo curadas, graças ao chá vermelho.

E como se isso não bastasse, os alimentos ricos em flavonóides são estimulantes para o bom funcionamento do sistema cardiovascular, e sim, o Chá Vermelho de que estamos falando é abundante em flavonóides.

A propósito, tal como os chás anteriores descritos, o chá vermelho, com tão elevados flavonóides, goza de uma magnífica quantidade de antioxidantes.

Qual é o melhor chá para perder peso?

Eu sou certo que você já sabe a resposta, que é a mais melhor maneira perder o peso, porque no fato, aquele é o que este e-livro é toda aproximadamente.

Se o chá vermelho é a bebida ideal, para quem gosta de consumir bebidas quentes ou frias, porque sim, o chá vermelho tem a versatilidade de poder consumi-lo frio ou quente, e ainda manter suas características intactas.

Aparte de todos os benefícios descritos acima sobre o chá vermelho, a verdade é que há muitas mais virtudes que esta bebida lhe traz, e que ele iria ajudá-lo muito se você soubesse, e é por isso que eu resumi-lo abaixo:

- *Acalma a sua garganta se estiver irritada*
- *Pode substituir 1 litro de água por um generoso copo de chá vermelho frio, pois reduz drasticamente a sua sede.*
- *Beber Chá Vermelho ajuda de uma forma incrível a melhorar o seu sistema imunitário.*
- *E ao melhorar a sua imunologia, torna-se mais resistente a constipações e doenças, acredite.*
- *Melhora consideravelmente a elasticidade do seu maior órgão de todos, "a sua pele".*
- *Devido ao seu alto teor de zinco, você pode dizer adeus à acne.*
- *E muitos mais benefícios desta infusão "quase mágica".*

Sei que estás aqui para perder 10 libras ou mais depressa, senão provavelmente não estarias aqui.

Então vamos começar com a ação, eu recomendo que você preste muito mais

atenção, como eu vou colocar um pouco
mais técnico em alguns pontos, mas
tranquilo, eu vou fazer o mais fácil,
dinâmico e compreensível possível.

Perdendo 10 Libras com Chá Vermelho: Testado

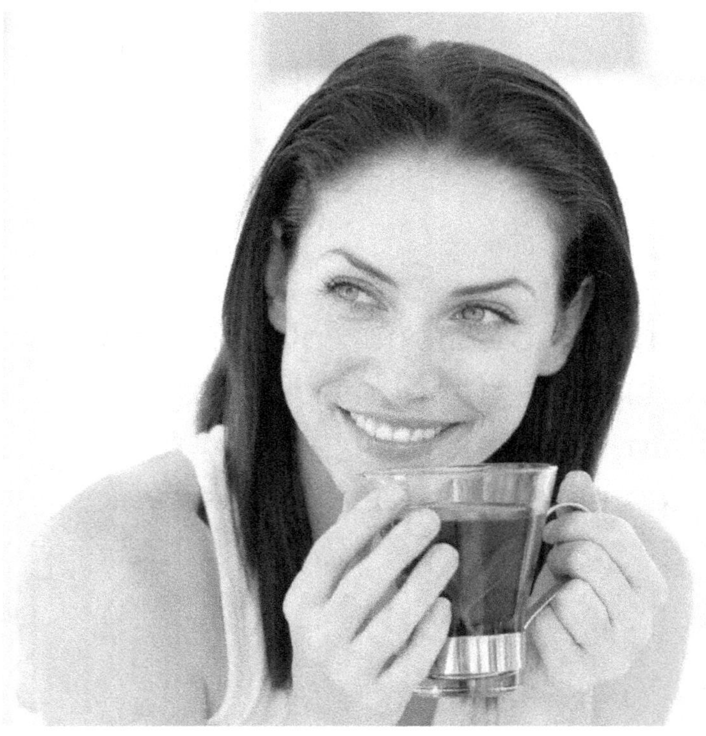

Ok, eu sei que você pode acreditar que tudo o que você aprendeu até agora, não vai ajudá-lo muito, mas a verdade é que SIM, por que? porque eu não quero que você consuma "coisas" sem saber nada sobre elas, é por isso que eu queria resumir você para enfrentá-lo nesta nova aventura que você vai começar.

Como você pode perder peso bebendo uma simples infusão?.... o que você tem que fazer é pegar um saco de Chá Vermelho, colocar água no ponto de ebulição e VOILÁ!, você perdeu 10 libras uma vez e em um dia ...

Lamento o acima exposto, mas é o que muitos pensam que isto é, que é uma bebida "mágica" ou que apenas bebê-la, "tudo está resolvido", mas não se preocupem, que eu vos direi o caminho certo para consumir esta bebida, para que seus efeitos sejam verdadeiramente visíveis.

Mas primeiro, você deve saber que é inútil, "beber uma xícara de chá vermelho, e então consumir uma porção de bolo e ir dormir", NÃO, você deve ver a desintoxicação do chá vermelho para perder peso, como um complemento à sua "dieta", assim como ir ao ginásio é um complemento-

Por si só, o ginásio, chá vermelho, ou qualquer outra coisa pode fazer "maravilhas para você", se não for aplicado corretamente.

Dito isto, explicar-lhe-ei uma nutrição completa, com exercícios regulares e a nossa **bebida estrela como portadora de resultados**, que terá de respeitar e executar todos os dias, se quiser obter resultados rapidamente.

- Pare de consumir açúcar branco e sal de mesa ou pelo menos diminui drasticamente o seu consumo, você pode substituí-los com stevia ou adoçante natural e sal marinho ... da mesma forma para consumi-los em baixas quantidades, até que eles parem de consumir em sua totalidade. "É mais do que provado que o consumo excessivo destes alimentos, danificar seus níveis da pressão de sangue, causando assim a deficiência nos processos naturais de seus órgãos.

- Aumenta o consumo de proteínas de alimentos como ovos, carnes magras (peito de frango, carne bovina, carnes vermelhas e brancas em geral, nozes, etc.). É muito importante que você saiba selecionar as carnes a consumir, recomendo que você observe a porção de carne que você está prestes a comprar e verifique que não está congelada e que não tem excesso de gordura ou pele.

- Diminui a ingestão de carboidratos simples, como pães brancos, bolos, doces em geral, arroz branco, etc. Se você consome muito pão, primeiro, diminuir o consumo, segundo, você pode preparar seu próprio pão integral, adquirindo os ingredientes naturais em qualquer negócio especializado na venda de produtos naturais.

- Elimine completamente as gorduras más da sua dieta (carne vermelha e gordura de carne branca, manteiga, consumo excessivo de cremes, etc.). Sim, as gorduras "más" são as consideradas "gorduras saturadas e gorduras trans", por isso evite-as a todo o custo, porque não só cobrem as artérias, como também se tornam rapidamente "massa gorda", o que, obviamente, tornará difícil a perda de peso.

- Aumentar prudentemente o consumo de gorduras saudáveis, tais como: gorduras de peixe, gorduras de nozes, amendoins, amendoins, amendoins, etc. (torná-los ricos em ômega 3, 9, e baixos em ômega 6). Devo dizer que o consumo dessas gorduras é essencial para atingir seus objetivos, pois estas são responsáveis por produzir o estímulo necessário para transformar "gordura armazenada, em energia", principalmente o ômega 3, é o mais importante, pois ajuda, entre muitos benefícios, a eliminar os triglicerídeos de suas veias e artérias.

   - Consumir 20 a 40 gramas de fibras solúveis e insolúveis tais como: aveia, arroz integral, nozes, frutas e legumes fibrosos, sementes (chia, linho, etc). O consumo de fibras, sejam elas solúveis em água ou insolúveis, é o fator chave para o seu intestino, não só são limpas, como também suscetíveis à absorção de alimentos que você consome. Por isso, tenta ter a certeza de que consegues as coisas certas.

   - Beba muita água, SIM, soa como um clique, mas é verdade, você deve beber água para que suas células sejam hidratadas e tenham energia para transportar e transformar células de gordura em energia, e assim queimar gordura. O consumo recomendado é de 1 litro por 25 quilos de peso corporal, portanto, se você pesar 75 quilos, você deve beber 3 litros de água dristribuída durante todo o dia.

- Descanse profundamente à noite no seu quarto o mais escuro possível, para que as suas hormonas à noite funcionem eficazmente. Está mais do que provado que tudo o que você faz durante o dia será refletido enquanto você dorme, em outras palavras, se você comer saudável e se exercitar durante o dia, à noite, enquanto você dorme, seu corpo vai liberar hormônios que reparam seu corpo, torná-lo mais forte e queimar gordura para usá-los à noite como combustível.

- Faça exercícios aeróbicos e anaeróbicos, 2 a 4 vezes por semana. Sempre de manhã ou ao meio-dia, não é aconselhável fazer exercício à tarde ou à noite, porque pode adormecer à noite, mas se não puder fazer exercício de manhã ou ao meio-dia, tente fazer 1 a 2 horas antes de ir para a cama.

DICA: Lembre-se sempre de esticar e aquecer antes de fazer sua rotina de exercícios para evitar possíveis lesões e ter um melhor desempenho.

- Diminuir o consumo de álcool, eu sei, pode ser complicado, por isso eu disse "diminuir" e não "deixar", porque eu sei que não vai ser tão fácil para você sair, também não foi fácil para mim, mas se você pode deixar, ótimo, faça isso! By the way, como outro estímulo para parar, o álcool faz com que o fígado não funciona corretamente e que impede que ele transforme as células de gordura em energia para ser usado.

- Nenhuma necessidade dizer, mas fumar não é recomendado tampouco, muito mais se você quiser perder o peso porque o tabaco cobre suas artérias, e não deixa passar os nutrientes que conduzem a sua perda do peso. Se fores fumador, podes começar a experimentar o cigarro electrónico.

- E, claro, ele consome diariamente o famoso "Chá Vermelho". Beba 2 a 3 copos generosos desta infusão distribuídos ao longo do dia. Também dizer-lhe que você pode beber o seu chá, mesmo se você está viajando, levá-lo em uma garrafa térmica para viajar, desfrutar e compartilhar sua bebida, eles vão lhe agradecer.

Pode parecer muito tedioso ter que seguir e fazer tudo isso, mas se você realmente quer perder 10 libras rapidamente, o chá vermelho não pode fazê-lo sozinho, precisa de exercícios contínuos para estimular seu corpo a queimar gaze, precisa de nutrientes e alimentos para ajudar a impulsionar o seu metabolismo, pois este é responsável por tudo em seu corpo funciona.

Agora eu não quero que você caia com tantas mudanças ao mesmo tempo, é por isso que eu o aconselho, a começar devagar, a aplicar este "estilo de vida", porque o que você está aprendendo aqui, não é uma dieta ou moda, é uma mudança na dieta que vai afetar para melhorias incríveis em sua vida, acredite em mim.

Quando começarem a assimilar tudo o que aprenderam antes e estiverem verdadeiramente prontos para continuar, ensinar-vos-ei como e em que momentos consumir a fascinante infusão do chá vermelho.

Os melhores momentos para beber a sua infusão

Ok, neste ponto, você deve estar comprometido em mudar seu "estilo de vida", sua dieta, quantas vezes você vai à academia ou faz exercícios em casa, etc.

Vou começar por lhe dizer quais são os melhores tempos ou horários, para consumir a sua infusão e explicar porquê.

- Beba uma boa chávena de chá vermelho de manhã depois do pequeno-almoço.

- Beba a sua infusão de ½ hora a 1 hora antes do almoço.

- E se você se acostumar a se exercitar no meio da manhã ou no meio da tarde, beba uma hora ½ antes de se exercitar.

Bem, porque é que essas horas são importantes para consumir a tua bebida de emagrecimento.

DESAYUNO: Consumir uma bebida fria ou quente como o chá vermelho depois do café da manhã, faz com que os alimentos que ingeriu, sejam digeridos muito mais rapidamente, pois a teína do chá vermelho, estimula a glândula adrenal, que está acima dos rins, da qual se encarrega de liberar o hormônio da adrenalina, entre outros hormônios.

Como você sabe, a adrenalina é um hormônio muito poderoso quando se trata de "acelerar muitos processos naturais em seu corpo", incluindo a queima de gordura.

CONSELHO: O simples fato de consumir Chá Vermelho antes da ingestão de alimentos, faz com que seu corpo esteja preparado e suscetível à absorção de tais alimentos, e isso é muito bom, acredite, pois os nutrientes são absorvidos de forma mais rápida e eficaz.

EXERCÍCIOS: Seja por qualquer razão, se você se exercitar no meio da manhã ou no meio da tarde, é importante que você consuma chá vermelho ½ uma hora ou menos antes de iniciar sua rotina de treinamento.

Porque, pela simples razão de que seu corpo está cheio de energia para realizar mais em seus exercícios, e claro, como eu disse antes, a "adrenalina" que percorre seu corpo, vai ajudá-lo a queimar mais calorias e, conseqüentemente, queimar mais gordura.

Em suma, você estará consumindo 3 a 4 copos generosos de chá vermelho, eu também recomendo que você pausar o consumo continuado desta bebida, por exemplo:

- Consumir durante 2 semanas e descansar 1 semana para não consumir ou consumir quantidades menores desta bebida.

- A outra opção é intercalá-la com outras bebidas tão boas como o chá vermelho; você pode variar com as infusões que eu recomendei anteriormente.

O ponto para o qual eu vou com isto não é abusar desta bebida majestosa, que seu corpo pode se tornar dependente desta bebida e que faz com que seu corpo não sinta mais os efeitos que esta infusão lhe traz.

Mas não se preocupe, não é tão fácil tornar-se dependente de uma infusão tão natural e saudável como o chá vermelho.

Para se tornar dependente dessa bebida, você deve beber até 10 xícaras por dia durante 1 ano, e ainda assim, isso provavelmente não o afetará negativamente, em outras palavras, "prudência".

Conclusão

Bem, o que dizer-lhe que você não aprendeu neste e-book/guia sobre esta maravilhosa infusão... primeiro dizer-lhe que eu sinto muito se eu era muito direto, em questão com a realidade das coisas, mas na minha opinião, se ninguém lhe diz a verdade, você continuaria procurando "a bebida mágica ou comida que ajuda você a obter seus resultados, sem fazer nada.

Mas você deve saber que há maneiras de obter os resultados que você quer, e uma dessas maneiras é a que eu compartilhei com você.

Portanto, se você faz o que eu compartilhei com você e você é constante, você pode obter esses desejos para melhorar o seu corpo e olhar muito mais atraente.

Siga passo a passo este guia para

perder peso, tomá-lo como uma receita de alimentos, e você vai obter resultados, garanto-lhe, o que eu tenho compartilhado neste e-book, é a informação que sabe apenas os grandes nutricionistas, portanto, não subestime o que eu tenho compartilhado com você, aproveite-o e compartilhar essa informação que você aprendeu hoje se você gostou dele e começar a perceber resultados, você poderia ajudar essa pessoa perto de você que precisa de resultados rapidamente e não sabe como começar.

Foi um prazer para mim compartilhar com você este guia que eu tenho aplicado por anos e apreciado os resultados que este me traz, e do fundo de meu coração eu espero que você o comece demasiado, que eu estou seguindo que você o começará se você for dos povos que aplicam o que aprendem.

Pela maneira dizer-lhe, se você quiser ainda mais energia para seu dia ao dia e poder acelerar ainda mais sua perda do peso, eu recomendo um outro de minhas guias que eu compartilho.

Tenho que te dizer que é algo um pouco extremo o consumo dessa planta que compartilho com você, mas que seus resultados são incríveis.... o e-book que você encontra escrevendo "Kratom para a energia", no buscador de Livros da Amazônia e o primeiro e-book dos resultados, é o que eu estou falando com você, também você pode encontrá-lo com meu nome "Agustin R. Ruiz".

Sem mais delongas, muito obrigado por ler o meu e-book, e felicito-o por me dar a oportunidade de aprender a melhorar o seu corpo !....

Espero que compartilhe seus resultados

comigo, o que me deixaria muito feliz!

Um grande abraço, Agustin.